LE RÔLE ET LES INDICATIONS

DE

l'Électro-Thermo-Radiothérapie

COMME COMPLÉMENT ASSOCIÉ

DE LA

Cure Saline de Biarritz

PAR

LE DR SOULEYRE

Ancien Médecin des Hôpitaux

Médecin consultant électro-radiologiste à Biarritz

BIARRITZ

TYPOGRAPHIE ET LITHOGRAPHIE E. SOULÉ

2, rue du Château, 2

1914

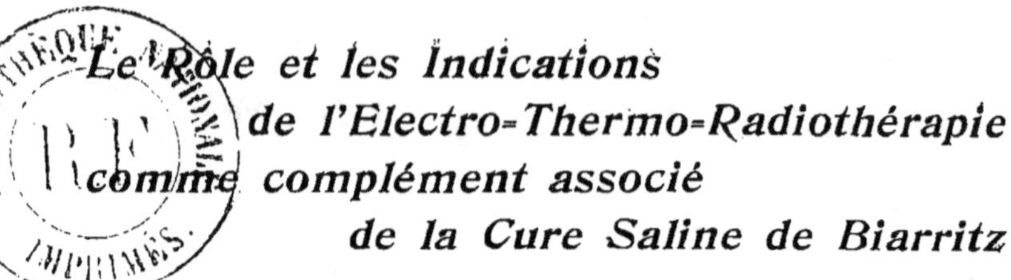

Le Rôle et les Indications de l'Electro=Thermo=Radiothérapie comme complément associé de la Cure Saline de Biarritz

Si la réputation mondiale de Biarritz, comme station balnéaire, est un fait acquis depuis longtemps, la valeur de son climat et de ses eaux minérales repose sur des données et des études plus récentes dont la notoriété peut se passer de redites fastidieuses.

Il suffira pour caractériser brièvement ces deux éléments de son action thérapeutique de définir l'un : climat océanien immédiat et pur, tempéré plus qu'aucun autre en toutes saisons par la situation géographique de cette région, le rôle thermique éminemment régulateur de cet océan même, et la direction des courants aériens saisonniers ; climat remarquable par sa luminosité très élevée, par la pureté de son atmosphère qu'imprègnent des éléments chloruro-sodiques et iodés venant des embruns marins, par la régularité de son régime pluvieux.

L'eau minérale de Biarritz est une chloruro-sodique forte, bromo-iodurée. C'est la plus riche en chlorure de sodium (295gr par litre) de toutes celles de ce groupe. A ses effets stimulants s'ajoutent, en proportion variable à volonté, l'action sédative des eaux mères chargées de bromure (10 gr par litre).

Tels sont succinctement rappelés les termes de cette triade, véritable gamme saline : le climat, la mer, l'eau minérale. Le tout est complété par le charme incomparable et le pittoresque grandiose du site.

Cette médication naturelle, éminemment stimulante, tonique, résolutive, accélératrice des échanges s'adresse à quelques états de déchéance organique, héréditaires ou acquis, et à des affections qui ont avec ces états des rapports de dépendance plus ou moins étroits. On peut en synthétiser l'énumération en cinq groupes :

1° *Troubles hématopoïétiques*, anémie, chlorose ;

2° *Dystrophies constitutionnelles*, scrofule, lymphatisme, adénopathies, troubles de croissance, meiopragies des glandes endocrines ;

3° *Maladies osseuses et neuro-musculaires*, tuberculoses osseuses et articulaires, rachitisme, névrites, myopathies, paralysie infantile, atrophies musculaires, scoliose, lordose ;

4° *Maladies de l'appareil génital ;* chez la femme : troubles de la menstruation, metrorragies, métrites, périmétrites, salpingites, fibrômes ; chez l'homme : tuberculose du testicule ;

5° *Etats de déchéance physiologique* : convalescences de maladies graves, épuisement, neurasthénie, etc.

Le traitement d'entités morbides aussi variées ne saurait être univoque. La cure saline, en tant que médication d'ordre général, vise moins la lésion que le terrain. Sur celle-là, elle n'a le plus souvent qu'une action indirecte. Sur celui-ci, il en est tout autrement. Puissant stimulant de la nutrition, elle accélère les échanges, exalte les réactions de défense, régularise les troubles locaux de la circulation, imprime une suractivité aux fonctions des glandes endocrines et aux organes hématopoïétiques, augmente la phagocytose. En un mot, elle met l'organisme en possession de tous ses moyens et en meilleure posture pour triompher de la cause morbide.

Mais elle n'exclut pas la mise en œuvre d'autres ressources thérapeutiques suivant les éventualités ; l'une d'elles, l'électro-thermo-radiothérapie, offre de multiples points de contact qui en font peut-être la plus précieuse des méthodes auxiliaires. Pour tout esprit averti, ces notions expriment une vérité banale ; aussi le but de cet exposé est-il bien moins de former une conviction que de rappeler et mettre en évidence les effets du traitement physique d'après les affections considérées ; d'en rechercher les indications soit comme adjuvant associé de la cure saline, soit comme complément consécutif pour en parfaire le résultat. Ce sera là l'objet d'une rapide revue de ces groupes nosologiques.

Troubles hématopoïétiques

L'anémie simple est favorablement influencée par les irradiations légères de rayons X appliqués aux organes régénérateurs sanguins. Des améliorations notables, dues au même traitement, ont été signalées dans l'anémie pernicieuse. L'anémie splénique infantile, l'anémie paludéenne retirent un avantage marqué des irradiations de la rate qui diminuent l'hypertrophie de cet organe et en excitent les fonctions globulaires. Si l'on rapproche de ce groupe les états leucémiques et lymphadéniques, la radiothérapie devient alors le seul traitement spécifique, bien qu'encore simplement palliatif et subordonne tous les autres. Que conclure de ces notions ?

Il est bien évident que les anémies simples, légères, qu'elles soient dues au surmenage, à une existence trop confinée, à une toxémie intestinale, quelquefois à une lente intoxication oxycarbonée, au stade prétuberculeux, à une croissance trop rapide, guérissent le plus souvent sous la seule influence du repos, du grand air, du climat et de la cure marine. Lorsque l'anémie est plus prononcée, la modification de la formule sanguine plus caractérisée avec hypertrophie splénique, ce seul traitement peut être insuffisant et il y a avantage à lui associer, qu'elle qu'en soit la cause et indépendamment d'une médication pathogénique, les irradiations rœntgéniennes dont les propriétés stimulantes sur les fonctions et les organes hémato-poïétiques sont actuellement bien démontrées.

Quant aux états leucémiques et lymphadéniques, le bénéfice qu'ils pourraient retirer d'un séjour et d'une cure saline est incontestablement hors de proportion avec la gravité et la marche impitoyable d'un mal qui ne peut être enrayé que par l'action spécifique des rayons X. Mais il est logique d'admettre que l'association de ces deux méthodes ne peut que multiplier les avantages de chacune d'elles considérée isolément.

Dystrophies Constitutionnelles

La scrofule et le lymphatisme doivent être envisagés ici à deux points de vue différents, suivant que la médication à instituer vise seulement le terrain ou les divers accidents locaux qui s'y greffent comme une conséquence naturelle et trop souvent inéluctable. Le terrain est essentiellement accessible à l'influence du traitement marin et chloruro-sodique qui y trouve ses plus brillants effets.

Dans la pratique, il arrive le plus généralement que l'on a aussi à soigner une des multiples manifestations locales de cette diathèse, d'allure ou de nature fréquemment tuberculeuses, et que le traitement doit s'inspirer de ces différentes nécessités. C'est ainsi qu'on pourra avoir affaire à des adénopathies, à des lupus, à des gommes ou ulcérations tuberculeuses, ou même à de simples eczémas torpides. Or il n'est aucune de ces lésions qui ne soit curable par les seuls effets des rayons X et dans des conditions de célérité et de stabilité qui en font une méthode de choix. L'une des actions les plus surprenantes et les plus électives de la radiothérapie est la disparition rapide ou pour mieux dire l'atrophie par sclérose des adénopathies scrofuleuses, lymphatiques, tuberculeuses, qu'elles soient superficielles ou profondes, récentes ou anciennes, en période de crudité ou de suppuration.

C'est certainement l'un des triomphes incontestés de cette thérapeutique. Les lupiques lui doivent des guérisons brillantes ; les eczémas lymphathiques torpides, une réaction très rapide vers la guérison ; enfin de nombreux succès ont été également obtenus dans les autres formes de tuberculose cutanée.

C'est dire que le traitement marin chloruro-sodique, tout puissant sur les terrains diathésiques de cette nature, mais beaucoup moins sur la lésion qu'il n'atteint qu'indirectement, doit trouver en l'action presque spécifique de la radiothérapie sur cette dernière, l'un de ses auxiliaires les plus précieux. Là aussi, il faut distinguer les cas et les degrès.

Tel enfant présentant des ganglions superficiels peu volumineux, sans tendance suppurative ou atteint de micropolyadénite, tel autre offrant la symptomatologie habituelle et fréquente d'une adénopathie trachéo-bronchique ou médiastinale banale et légère, doivent par la seule adjuvance du traitement marin chloruro-sodique pouvoir guérir aisément. Mais si cette guérison est trop lente à s'établir, si les ganglions se groupent en gros paquets, ou marquent une tendance à l'évolution suppurative, si les adénopathies viscérales sont nombreuses et volumineuses, entraînant des accidents de compression, il y aura un bénéfice réel et incontestable a adjoindre au traitement initial le secours des irradiations. Quant aux autres formes de tuberculose cutanée et aux eczémas torpides de nature lymphatique, leur résistance bien connue si elle s'avère à l'épreuve de la cure saline, donne la mesure où l'on doit associer les rayons X à leur thérapeutique.

Maladies osseuses et neuro-musculaires

Il est des formes de tuberculose osseuse et articulaire que les rayons X ont pu améliorer jusqu'à la guérison. Ce sont celles qui concernent les os ou les articulations superficielles. Même dans ces limites cette notion a son importance en présence d'une maladie si redoutable et si longue.

Nombre d'hydarthroses de toute origine guérissent facilement par le seul traitement galvanique sans les inconvénients de l'immobilisation et de la compression. Enfin, il est acquis que les ankyloses fibreuses, lorsqu'elles ne doivent pas être respectées, sont éminemment accessibles à l'action des rayons X, de l'air chaud, et de la galvanisation sous l'influence desquels le tissu fibreux se résorbe ou se relâche et permet, s'il est nécessaire, la mise en œuvre d'autres moyens.

Si l'on envisage maintenant le groupe très important des affections neuro-musculaires, on entre de plein pied dans le domaine incontesté de l'électrothérapie. Qu'il s'agisse d'une simple amyotrophie juxta-articulaire, de troubles moteurs ou sensitifs névritiques, de névralgies diverses, de scoliose, de paralysie infantile, l'électro ou la radiothérapie constitue ici l'indication thérapeutique primordiale réléguant toute autre médication au rang d'adjuvance. Le rôle et l'importance de la cure chloruro-sodique n'en sont diminués en rien ; elle représente en l'espèce au deuxième plan un facteur de guérison très appréciable.

Il apparaît donc que le recours à la physiothérapie peut être tenté dans les formes superficielles des tuber-culoses osseuses ou articulaires lorsqu'elles traînent en longueur ou que s'impose la nécessité d'agir rapidement ; que cette méthode constitue dans les cas d'hydarthrose un traitement puissant et efficace qui mérite de lui être associé et qu'enfin pour les ankyloses et les diverses affections neuro-musculaires considérées, la spécifité d'action de l'arsenal radio-électrique en fait la méthode de choix que vient puissamment renforcer la cure saline.

Maladies de l'appareil génital chez la femme et chez l'homme

Les troubles de la menstruation, l'aménorrhée lors-qu'elle est d'origine nerveuse, diathésique ou hypoova-rienne, les différentes formes de dysménorrhée, les métrites et endométrites catharrales, hypertrophiques ou hémorragiques, les névralgies pelviennes sont émi-nemment guérissables ou améliorables par l'électro-thérapie dans ses divers modes et plus spécialement la galvanisation utérine.

Quels sont ici les effets et les limites d'action du traitement chloruro-sodique ? Il s'adresse surtout à l'état général ou constitutionnel, à l'anémie, la chlorose, le ralentissement de la nutrition, le lymphatisme ou la scrofule qui conditionnent les troubles fonctionnels utérins, mais ne saurait modifier l'infection qui crée et constitue dans son essence la maladie. Il n'a donc qu'un effet des plus minimes, sinon nul, sur les éléments microbiens et histologiques de la lésion locale et n'agit sur les désordres fonctionnels qu'autant qu'ils dépendent des altérations diathésiques ou de l'état général. C'est dans ce sens qu'il remédiera aux troubles menstruels qui, le plus souvent, rentrent dans ce cadre étiologique sans lésion ou infection concomittantes. Les endométrites catarrhales lui devront souvent la guérison dans les mêmes conditions, lorsque l'infection est bénigne, légère, la leucorrhée peu accentuée, les lésions utérines insignifiantes. Dans les formes plus caractérisées qui s'échelonnent jusqu'à la métrite et intéressent davantage la muqueuse avec le parenchyme utérins « on ne saurait compter sur la cure saline pour guérir le catarrhe justiciable de moyens thérapeutiques plus énergiques » (1) encore qu'elle puisse amener une rétrocession relative des phénomènes hypertrophiques (sans doute par régularisation vasculaire) et corriger ainsi des déformations de cet organe.

« Dans l'endométrite fongueuse hémorragique, le bain salé ne peut qu'aider au rétablissement de l'état général ». En définitive, il ne faut demander au traitement salin dans les affections utérines que ses effets habituels : modificateurs et stimulants de l'état général, régularisateurs et résolutifs de l'élément vasculaire, sédatifs de l'élément nerveux. Il est impuissant contre la cause infectieuse et les altérations histologiques ; au total on peut prévoir que les résultats recherchés par cette médication ne seront obtenus qu'autant que la

---

(1) Dr Lavergne. — *Indications et Contre-Indications du traitement chloruré sodique fort dans les maladies génitales de la Femme·* (Même origine pour les citations qui suivent.)

déchéance de l'état général, le degré de la lésion locale, l'ancienneté de ces divers troubles ne seront pas très accentués et permettront à l'organisme d'en triompher sous la seule impulsion chloruro-sodique.

Existe-t-il une thérapeutique médicale méthodique, aussi simple et inoffensive lorsque bien maniée, capable, par son action bactéricide et trophique, d'affermir et compléter les effets de la cure saline, susceptible en un mot de lui être associée dans ce but ? Cette thérapeutique existe : ce sont les divers modes de l'électrothérapie.

Les propriétés toniques, régulatrices, décongestives, antihémorragiques, cautérisantes, altérantes et sédatives du courant galvanique ont trouvé en gynécologie des applications et des succès en quelque sorte spécifiques ; l'ionisation et la haute fréquence localisée constituent un puissant agent bactéricide autant que trophique ; la faradisation est douée d'effets réducteurs et sédatifs des plus nets. Il y a dans cet arsenal physiologique une riche gamme de puissantes énergies curatrices que vient d'augmenter encore une acquisition précieuse pour le même objet : la thermo-lumino-thérapie.

Il est donc possible, dès lors, de préciser les conditions et circonstances qui présideront à l'association des deux méthodes : hydro-minérale et électrique. Celle-ci sera avantageusement mise en œuvre auxiliaire dans les cas qui sous une apparence de bénignité ne seraient pas améliorés ou insuffisamment, dans ceux enfin où la complexité des lésions, la persistance des symptômes, la nature et l'intensité de l'infection commandent de prime abord l'adjonction de moyens plus énergiques.

Le traitement des fibrômes qui avait jusqu'ici largement bénéficié de la méthode galvanique d'Apostoli s'est enrichi ces dernières années d'une arme, appelée, semble-t-il, au plus bel avenir : la radiothérapie. Qu'il s'agisse en l'espèce d'une atrophie fonctionnelle et histologique de l'ovaire, sorte de ménopause anticipée, ou d'une action sur le tissu myomateux lui-même, peu importe. Il n'est plus niable que les rayons X ne jouissent dans certaines formes cliniques, qu'il y a lieu évidemment de sélectionner, de propriétés anti-hémorragiques et atrophiques des plus remarquables sur ces tumeurs, tout en respectant la fonction endocrine ovarienne, ce qui évite les troubles généraux de la ménopause ou de la castration chirurgicale. Il est acquis que le résultat des irradiations est d'autant plus accusé et satisfaisant que l'on intervient à une période de la vie génitale plus rapprochée de la ménopause, aux environs de 40 ans, que les tumeurs sont plus interstitielles, intra-ligamentaires ou sous-cutanées abdominales, qu'elles sont plus jeunes, d'évolution plus rapide et plus hémorragipares, qu'elles sont plus pelviennes qu'abdominales et de volume moyen. Il est d'ailleurs licite et avantageux de combiner alternativement la galvanisation Apostolique aux irradiations.

D'autre part le traitement chloruré-sodique exerce sur ces tumeurs des propriétés manifestes consacrées par le temps. C'est en premier lieu le relèvement de l'état général souvent altéré par les hémorragies et les troubles de compression, la diminution de volume fréquente du fibrôme précédée ou accompagnée de la résolution des phénomènes inflammatoires ou irritatifs de voisinage, l'atténuation des symptômes de compression. Les hémorragies sont moins influencées ou d'une façon plus tardive. Les principales indications du traitement salin sont « les fibrômes mous sans hémorragie très abondante, mais saignant facilement ; les fibrômes au voisinage de la ménopause, les fibrômes inopérables, en raison de leur trop grand volume, de leur enclavement et de leurs adhérences ou du mauvais état général des malades ». Il faut retenir de ces notions comparatives que les indications de ces deux traitements ont beaucoup de points communs et peu ou pas de différence notable ; que, dans l'ensemble, l'action thérapeutique rœntgénienne est très supérieure à celle du traitement salin, spécifique même,

notamment sur les hémorragies ; celle de celui ci s'exer-
çant surtout sur l'élément congestif et sur l'état général.
Ces deux traitements se complètent donc mutuellement
de la façon la plus heureuse en ce sens que l'un exalte
surtout le relèvement de l'organisme et active la résorb-
tion des exsudats périphériques tandis que l'autre
atrophie la tumeur et arrête définitivement les hémorragies. Il y aura avantage à les associer dans les cas de
fibrômes hémorragipares où la médication saline doit
être maniée à doses légères et peu efficaces, dans ceux
d'évolution rapide, peu accessibles par ce fait même à
cette médication, dans ceux où le mauvais état général,
l'intensité des troubles de compression et les douleurs
nécessitent une thérapeutique rapide et sûre, dans ceux
enfin qui n'auraient pas bénéficié des modifications
espérées de la cure hydro-minérale seule. Suivant les
éventualités cliniques, les deux méthodes pourront se
combiner d'une façon simultanée ou alternative. C'est
affaire d'occurrence et de doigté.

La tuberculose du testicule est favorablement influencée par les rayons X. Des cas de guérison ont été signa-
lés. C'est là un fait qu'il importe de retenir le cas échéant
pour en tirer parti, de concert avec le traitement salin,
dans les formes torpides, extensives, ou rebelles à la
médication chloruro-sodique.

Etats de déchéance physiologique

Pour faire ressortir la multiplicité et le profit des
applications électro-thérapiques dans ces cas, il suffira
de rappeler les effets physiologiques et thérapeutiques des
courants de haute fréquence et de la franklinisation.

Les premiers constituent un des agents les plus puis-
sants sur l'activité et le métabolisme cellulaires. Aug-
mentation des échanges respiratoires, de la thermogé-
nèse, régularisation de la pression artérielle, accrois-
sement de la diurèse, de la quantité des substances
extractives et toxiques de l'urine, en particulier des

composés azotés, action bactéricide et anti-toxinique, action d'ensemble puissamment tonique et stimulante, tel est le bilan très raccourci de leurs propriétés en application générale. Il serait fastidieux et presque inutile de vouloir énumérer ici tous les états pathologiques où l'usage de ces courants trouve une indication. L'une des plus formelles rentre précisément dans ce groupe qualifié ci-dessus qui vise tous les états d'hyposthénie, où l'organisme affaibli à la suite d'une atteinte grave, épisodique ou chronique, a peine à reprendre le cours normal de ses fonctions et de son métabolisme. D'autres fois il s'agira d'épuisement, que ce soit par excès, fatigues, veilles, soucis et préoccupations, etc. En un mot le champ des indications de cet ordre pour la d'Arsonvalisation est en quelque sorte illimité, sous réserve des états consomptifs.

Les effets de l'électricité statique s'exercent dans un sens analogue. Essentiellement stimulante et régulatrice, elle joint à ces caractéristiques une note sédative qui en fait une médication de choix dans les cas d'irritabilité et d'éréthisme nerveux liés à certaines névroses telles que la neurasthénie, à des formes d'anémie cérébrale, d'intoxication intestinale, etc.

Il y a en définitive dans ces deux modes de physiotérapie un auxiliaire puissant qui complète très heureusement la formule curatrice chloruro-sodique dans les affections (de ce groupe nosologique. On y recourra avec un bénéfice certain lorsque les effets de celle-ci seront trop tardifs ou insuffisants, ou quand quelque épiphénomène commandera l'adjonction d'un traitement de cette nature plus particulièrement approprié.

*
* *

Pour apprécier dans son ensemble le but de cet exposé, il ne faut pas perdre de vue qu'il n'a en aucune façon pour objet d'opposer deux méthodes thérapeutiques ou de les substituer l'une à l'autre. Le traitement chloruro-sodique de Biarritz sous toutes ses formes a été considéré ici comme la base intangible de la cure, des affections passées en revue. Consacré par le temps, l'expérience et un légitime succès, il ne saurait s'amoindrir, sinon par l'estimation de ses limites, bien antérieurement précisée par d'autres auteurs distingués et forts de l'autorité d'une longue pratique, mais par la nécessité éventuelle et rationnelle de s'adjoindre les ressources considérables de l'électro-thermo-radiothérapie. Qui s'offusquerait aujourd'hui de considérer la chirurgie ou la kinésithérapie comme le complément souvent indispensable du bain salin ? N'est-il pas logique d'admettre le même privilège pour l'électricité ou les rayons X dont le champ d'application est si étendu et si fécond en succès ? De ce qu'il existe en de nombreuses affec_ tions une certaine similitude entre les effets de ces deux thérapeutiques il ne s'ensuit pas qu'ils soient exactement superposables et par suite indifférents l'un à l'autre.

Outre que cette similitude n'est qu'apparente et grossière, là même où ces deux médications semblent le plus se doubler comme dans certaines affections gynécologiques, l'examen rationnel et détaillé de leurs modes d'action met en lumière des différences essentielles, des prédominances respectives accusées qui soulignent, suivant le cas, l'avantage pour le thérapeute à tirer parti de leur association. L'intérêt du malade ne doit pas souffrir d'un amour-propre trop partial, excessif et exclusif jusqu'à la prohibition, en faveur de l'une ou de l'autre méthode.

Aux heureux effets souvent quasi-spécifiques sur la lésion locale de la physiothérapie, il s'inspirera des puissantes propriétés générales de la cure chlorurosodique pour leur faire adjoindre autant que possible ce précieux élément de réconfort organique qui en perfectionnera le résultat, et réciproquement.

Ainsi se trouvera réalisée, par un choix judicieux et raisonné, pour le plus grand bien des malades et des infirmes, une forme de thérapie doublement efficace.